Livro de registo da dor

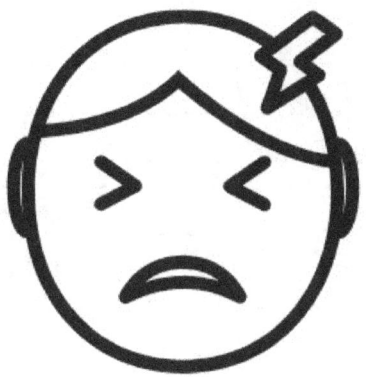

Este livro pertence a:

_____

_____

Este livro de registo regista datas, energia, actividade, sono, níveis/área de dor, refeições e muitas outras coisas úteis.

Livro de registo da dor

Data :-		Sef	Tef	Quf	Quf	Sef	Sab	Dom

Área de dor

Início	Fim		Local do corpo	
Duração			Frente	Verso
			Esquerda	Direita

Severidade									
1	2	3	4	5	6	7	8	9	10

Início	Fim		Local do corpo	
Duração			Frente	Verso
			Esquerda	Direita

Severidade									
1	2	3	4	5	6	7	8	9	10

Início	Fim		Local do corpo	
Duração			Frente	Verso
			Esquerda	Direita

Severidade									
1	2	3	4	5	6	7	8	9	10

Energia
☆ ☆ ☆ ☆

Actividade
☆ ☆ ☆ ☆

Dormir
☆ ☆ ☆ ☆

Outros Sintomas	Gatilhos	Medidas de alívio

Comentários

Livro de registo da dor

Data :-		Sef	Tef	Quf	Quf	Sef	Sab	Dom

Área de dor

Início	Fim

Duração

Local do corpo

Frente	Verso
Esquerda	Direita

Severidade									
1	2	3	4	5	6	7	8	9	10

Início	Fim

Duração

Local do corpo

Frente	Verso
Esquerda	Direita

Severidade									
1	2	3	4	5	6	7	8	9	10

Início	Fim

Duração

Local do corpo

Frente	Verso
Esquerda	Direita

Severidade									
1	2	3	4	5	6	7	8	9	10

Energia
☆ ☆ ☆ ☆ ☆

Actividade
☆ ☆ ☆ ☆ ☆

Dormir
☆ ☆ ☆ ☆ ☆

Outros Sintomas	Gatilhos	Medidas de alívio

Comentários

Livro de registo da dor

Data :-		Sef	Tef	Quf	Quf	Sef	Sab	Dom

Área de dor

Início	Fim

Duração

Local do corpo

Frente	Verso
Esquerda	Direita

Severidade									
1	2	3	4	5	6	7	8	9	10

Início	Fim

Duração

Local do corpo

Frente	Verso
Esquerda	Direita

Severidade									
1	2	3	4	5	6	7	8	9	10

Início	Fim

Duração

Local do corpo

Frente	Verso
Esquerda	Direita

Severidade									
1	2	3	4	5	6	7	8	9	10

Energia
☆ ☆ ☆ ☆ ☆

Actividade
☆ ☆ ☆ ☆ ☆

Dormir
☆ ☆ ☆ ☆ ☆

Outros Sintomas	Gatilhos	Medidas de alívio

Comentários

Livro de registo da dor

Data :-		Sef	Tef	Quf	Quf	Sef	Sab	Dom

Área de dor

Início	Fim

Duração

Local do corpo	
Frente	Verso
Esquerda	Direita

Severidade									
1	2	3	4	5	6	7	8	9	10

Início	Fim

Duração

Local do corpo	
Frente	Verso
Esquerda	Direita

Severidade									
1	2	3	4	5	6	7	8	9	10

Início	Fim

Duração

Local do corpo	
Frente	Verso
Esquerda	Direita

Severidade									
1	2	3	4	5	6	7	8	9	10

Energia
☆ ☆ ☆ ☆ ☆

Actividade
☆ ☆ ☆ ☆ ☆

Dormir
☆ ☆ ☆ ☆ ☆

Outros Sintomas	Gatilhos	Medidas de alívio

Comentários

Livro de registo da dor

Data :-		Sef	Tef	Quf	Qu f	Sef	Sab	Dom

Área de dor

Início	Fim	Local do corpo	
Duração		Frente	Verso
		Esquerda	Direita

Severidade									
1	2	3	4	5	6	7	8	9	10

Início	Fim	Local do corpo	
Duração		Frente	Verso
		Esquerda	Direita

Severidade									
1	2	3	4	5	6	7	8	9	10

Início	Fim	Local do corpo	
Duração		Frente	Verso
		Esquerda	Direita

Severidade									
1	2	3	4	5	6	7	8	9	10

Energia
☆ ☆ ☆ ☆ ☆

Actividade
☆ ☆ ☆ ☆ ☆

Dormir
☆ ☆ ☆ ☆ ☆

Outros Sintomas	Gatilhos	Medidas de alívio

Comentários

Livro de registo da dor

Data :-		Sef	Tef	Quf	Quf	Sef	Sab	Dom

Área de dor

Entrada 1

Início	Fim

Duração

Local do corpo

Frente	Verso
Esquerda	Direita

Severidade									
1	2	3	4	5	6	7	8	9	10

Entrada 2

Início	Fim

Duração

Local do corpo

Frente	Verso
Esquerda	Direita

Severidade									
1	2	3	4	5	6	7	8	9	10

Entrada 3

Início	Fim

Duração

Local do corpo

Frente	Verso
Esquerda	Direita

Severidade									
1	2	3	4	5	6	7	8	9	10

Energia
☆ ☆ ☆ ☆ ☆

Actividade
☆ ☆ ☆ ☆ ☆

Dormir
☆ ☆ ☆ ☆ ☆

Outros Sintomas	Gatilhos	Medidas de alívio

Comentários

Livro de registo da dor

Data :-		Sef	Tef	Quf	Quf	Sef	Sab	Dom

Área de dor

Início	Fim		Local do corpo	
Duração			Frente	Verso
			Esquerda	Direita

Severidade									
1	2	3	4	5	6	7	8	9	10

Início	Fim		Local do corpo	
Duração			Frente	Verso
			Esquerda	Direita

Severidade									
1	2	3	4	5	6	7	8	9	10

Início	Fim		Local do corpo	
Duração			Frente	Verso
			Esquerda	Direita

Severidade									
1	2	3	4	5	6	7	8	9	10

Energia
☆ ☆ ☆ ☆ ☆

Actividade
☆ ☆ ☆ ☆ ☆

Dormir
☆ ☆ ☆ ☆ ☆

Outros Sintomas	Gatilhos	Medidas de alívio

Comentários

Livro de registo da dor

Data :-		Sef	Tef	Quf	Quf	Sef	Sab	Dom

Área de dor

Início	Fim
Duração	

Local do corpo	
Frente	Verso
Esquerda	Direita

Severidade										
1	2	3	4	5	6	7	8	9	10	

Início	Fim
Duração	

Local do corpo	
Frente	Verso
Esquerda	Direita

Severidade										
1	2	3	4	5	6	7	8	9	10	

Início	Fim
Duração	

Local do corpo	
Frente	Verso
Esquerda	Direita

Severidade										
1	2	3	4	5	6	7	8	9	10	

Energia
☆ ☆ ☆ ☆ ☆

Actividade
☆ ☆ ☆ ☆ ☆

Dormir
☆ ☆ ☆ ☆ ☆

Outros Sintomas	Gatilhos	Medidas de alívio

Comentários

Livro de registo da dor

Data :-		Sef	Tef	Quf	Quf	Sef	Sab	Dom

Área de dor

Início	Fim

Duração

Local do corpo

Frente	Verso
Esquerda	Direita

Severidade									
1	2	3	4	5	6	7	8	9	10

Início	Fim

Duração

Local do corpo

Frente	Verso
Esquerda	Direita

Severidade									
1	2	3	4	5	6	7	8	9	10

Início	Fim

Duração

Local do corpo

Frente	Verso
Esquerda	Direita

Severidade									
1	2	3	4	5	6	7	8	9	10

Energia
☆ ☆ ☆ ☆ ☆

Actividade
☆ ☆ ☆ ☆ ☆

Dormir
☆ ☆ ☆ ☆ ☆

Outros Sintomas	Gatilhos	Medidas de alívio

Comentários

Livro de registo da dor

Data :-		Sef	Tef	Quf	Quf	Sef	Sab	Dom

Área de dor

Início	Fim

Duração

Local do corpo

Frente	Verso
Esquerda	Direita

Severidade									
1	2	3	4	5	6	7	8	9	10

Início	Fim

Duração

Local do corpo

Frente	Verso
Esquerda	Direita

Severidade									
1	2	3	4	5	6	7	8	9	10

Energia
☆ ☆ ☆ ☆ ☆

Actividade
☆ ☆ ☆ ☆ ☆

Dormir
☆ ☆ ☆ ☆ ☆

Início	Fim

Duração

Local do corpo

Frente	Verso
Esquerda	Direita

Severidade									
1	2	3	4	5	6	7	8	9	10

Outros Sintomas	Gatilhos	Medidas de alívio

Comentários

Livro de registo da dor

Data :-		Sef	Tef	Quf	Quf	Sef	Sab	Dom

Área de dor

Início	Fim
Duração	

Local do corpo	
Frente	Verso
Esquerda	Direita

Severidade									
1	2	3	4	5	6	7	8	9	10

Início	Fim
Duração	

Local do corpo	
Frente	Verso
Esquerda	Direita

Severidade									
1	2	3	4	5	6	7	8	9	10

Início	Fim
Duração	

Local do corpo	
Frente	Verso
Esquerda	Direita

Severidade									
1	2	3	4	5	6	7	8	9	10

Energia
☆ ☆ ☆ ☆ ☆

Actividade
☆ ☆ ☆ ☆ ☆

Dormir
☆ ☆ ☆ ☆ ☆

Outros Sintomas	Gatilhos	Medidas de alívio

Comentários

Livro de registo da dor

Data :-		Sef	Tef	Quf	Quf	Sef	Sab	Dom

Área de dor

Início	Fim	Local do corpo	
Duração		Frente	Verso
		Esquerda	Direita

Severidade									
1	2	3	4	5	6	7	8	9	10

Início	Fim	Local do corpo	
Duração		Frente	Verso
		Esquerda	Direita

Severidade									
1	2	3	4	5	6	7	8	9	10

Início	Fim	Local do corpo	
Duração		Frente	Verso
		Esquerda	Direita

Severidade									
1	2	3	4	5	6	7	8	9	10

Energia
☆ ☆ ☆ ☆ ☆

Actividade
☆ ☆ ☆ ☆ ☆

Dormir
☆ ☆ ☆ ☆ ☆

Outros Sintomas	Gatilhos	Medidas de alívio

Comentários

Livro de registo da dor

Data :-		Sef	Tef	Quf	Quf	Sef	Sab	Dom

Área de dor

Início | Fim

Duração

Local do corpo

Frente	Verso
Esquerda	Direita

Severidade

1	2	3	4	5	6	7	8	9	10

Início | Fim

Duração

Local do corpo

Frente	Verso
Esquerda	Direita

Severidade

1	2	3	4	5	6	7	8	9	10

Início | Fim

Duração

Local do corpo

Frente	Verso
Esquerda	Direita

Severidade

1	2	3	4	5	6	7	8	9	10

Energia
☆ ☆ ☆ ☆ ☆

Actividade
☆ ☆ ☆ ☆

Dormir
☆ ☆ ☆ ☆

Outros Sintomas	Gatilhos	Medidas de alívio

Comentários

Livro de registo da dor

Data :-				Sef	Tef	Quf	Quf	Sef	Sab	Dom

Área de dor

Início	Fim

Duração

Local do corpo

Frente	Verso
Esquerda	Direita

Severidade									
1	2	3	4	5	6	7	8	9	10

Início	Fim

Duração

Local do corpo

Frente	Verso
Esquerda	Direita

Severidade									
1	2	3	4	5	6	7	8	9	10

Início	Fim

Duração

Local do corpo

Frente	Verso
Esquerda	Direita

Severidade									
1	2	3	4	5	6	7	8	9	10

Energia
☆ ☆ ☆ ☆ ☆

Actividade
☆ ☆ ☆ ☆ ☆

Dormir
☆ ☆ ☆ ☆ ☆

Outros Sintomas	Gatilhos	Medidas de alívio

Comentários

Livro de registo da dor

Data :-		Sef	Tef	Quf	Quf	Sef	Sab	Dom

Área de dor

Início	Fim

Duração

Local do corpo

Frente	Verso
Esquerda	Direita

Severidade									
1	2	3	4	5	6	7	8	9	10

Início	Fim

Duração

Local do corpo

Frente	Verso
Esquerda	Direita

Severidade									
1	2	3	4	5	6	7	8	9	10

Início	Fim

Duração

Local do corpo

Frente	Verso
Esquerda	Direita

Severidade									
1	2	3	4	5	6	7	8	9	10

Energia
☆ ☆ ☆ ☆ ☆

Actividade
☆ ☆ ☆ ☆ ☆

Dormir
☆ ☆ ☆ ☆ ☆

Outros Sintomas	Gatilhos	Medidas de alívio

Comentários

Livro de registo da dor

Data :-	Sef	Tef	Quf	Quf	Sef	Sab	Dom

Área de dor

Início	Fim	Local do corpo	
Duração		Frente	Verso
		Esquerda	Direita

Severidade									
1	2	3	4	5	6	7	8	9	10

Início	Fim	Local do corpo	
Duração		Frente	Verso
		Esquerda	Direita

Severidade									
1	2	3	4	5	6	7	8	9	10

Energia
☆ ☆ ☆ ☆ ☆

Actividade
☆ ☆ ☆ ☆ ☆

Dormir
☆ ☆ ☆ ☆ ☆

Início	Fim	Local do corpo	
Duração		Frente	Verso
		Esquerda	Direita

Severidade									
1	2	3	4	5	6	7	8	9	10

Outros Sintomas	Gatilhos	Medidas de alívio

Comentários

Livro de registo da dor

Data :-	Sef	Tef	Quf	Quf	Sef	Sab	Dom

Área de dor

Início	Fim

Duração

Local do corpo

Frente	Verso
Esquerda	Direita

Severidade									
1	2	3	4	5	6	7	8	9	10

Início	Fim

Duração

Local do corpo

Frente	Verso
Esquerda	Direita

Severidade									
1	2	3	4	5	6	7	8	9	10

Início	Fim

Duração

Local do corpo

Frente	Verso
Esquerda	Direita

Severidade									
1	2	3	4	5	6	7	8	9	10

Energia
☆ ☆ ☆ ☆ ☆

Actividade
☆ ☆ ☆ ☆ ☆

Dormir
☆ ☆ ☆ ☆ ☆

Outros Sintomas	Gatilhos	Medidas de alívio

Comentários

Livro de registo da dor

Data :-		Sef	Tef	Quf	Quf	Sef	Sab	Dom

Área de dor

Início	Fim

Duração

Local do corpo

Frente	Verso
Esquerda	Direita

Severidade									
1	2	3	4	5	6	7	8	9	10

Início	Fim

Duração

Local do corpo

Frente	Verso
Esquerda	Direita

Severidade									
1	2	3	4	5	6	7	8	9	10

Início	Fim

Duração

Local do corpo

Frente	Verso
Esquerda	Direita

Severidade									
1	2	3	4	5	6	7	8	9	10

Energia
☆ ☆ ☆ ☆ ☆

Actividade
☆ ☆ ☆ ☆ ☆

Dormir
☆ ☆ ☆ ☆ ☆

Outros Sintomas	Gatilhos	Medidas de alívio

Comentários

Livro de registo da dor

Data :-		Sef	Tef	Quf	Quf	Sef	Sab	Dom

Área de dor

Início	Fim
Duração	

Local do corpo	
Frente	Verso
Esquerda	Direita

Severidade									
1	2	3	4	5	6	7	8	9	10

Início	Fim
Duração	

Local do corpo	
Frente	Verso
Esquerda	Direita

Severidade									
1	2	3	4	5	6	7	8	9	10

Início	Fim
Duração	

Local do corpo	
Frente	Verso
Esquerda	Direita

Severidade									
1	2	3	4	5	6	7	8	9	10

Energia
☆ ☆ ☆ ☆ ☆

Actividade
☆ ☆ ☆ ☆

Dormir
☆ ☆ ☆ ☆ ☆

Outros Sintomas	Gatilhos	Medidas de alívio

Comentários

Livro de registo da dor

Data :-		Sef	Tef	Quf	Quf	Sef	Sab	Dom

Área de dor

Início	Fim
Duração	

Local do corpo	
Frente	Verso
Esquerda	Direita

Severidade									
1	2	3	4	5	6	7	8	9	10

Início	Fim
Duração	

Local do corpo	
Frente	Verso
Esquerda	Direita

Severidade									
1	2	3	4	5	6	7	8	9	10

Início	Fim
Duração	

Local do corpo	
Frente	Verso
Esquerda	Direita

Severidade									
1	2	3	4	5	6	7	8	9	10

Energia
☆ ☆ ☆ ☆ ☆

Actividade
☆ ☆ ☆ ☆ ☆

Dormir
☆ ☆ ☆ ☆ ☆

Outros Sintomas	Gatilhos	Medidas de alívio

Comentários

Livro de registo da dor

Data :-		Sef	Tef	Quf	Quf	Sef	Sab	Dom

Área de dor

Início	Fim

Duração

Local do corpo

Frente	Verso
Esquerda	Direita

Severidade									
1	2	3	4	5	6	7	8	9	10

Início	Fim

Duração

Local do corpo

Frente	Verso
Esquerda	Direita

Severidade									
1	2	3	4	5	6	7	8	9	10

Início	Fim

Duração

Local do corpo

Frente	Verso
Esquerda	Direita

Severidade									
1	2	3	4	5	6	7	8	9	10

Energia
☆ ☆ ☆ ☆ ☆

Actividade
☆ ☆ ☆ ☆ ☆

Dormir
☆ ☆ ☆ ☆ ☆

Outros Sintomas	Gatilhos	Medidas de alívio

Comentários

Livro de registo da dor

Data :-	Sef	Tef	Quf	Quf	Sef	Sab	Dom

Área de dor

Início	Fim

Duração

Local do corpo

Frente	Verso
Esquerda	Direita

Severidade									
1	2	3	4	5	6	7	8	9	10

Início	Fim

Duração

Local do corpo

Frente	Verso
Esquerda	Direita

Severidade									
1	2	3	4	5	6	7	8	9	10

Energia
☆ ☆ ☆ ☆ ☆

Actividade
☆ ☆ ☆ ☆ ☆

Dormir
☆ ☆ ☆ ☆ ☆

Início	Fim

Duração

Local do corpo

Frente	Verso
Esquerda	Direita

Severidade									
1	2	3	4	5	6	7	8	9	10

Outros Sintomas	Gatilhos	Medidas de alívio

Comentários

Livro de registo da dor

Data :-		Sef	Tef	Quf	Quf	Sef	Sab	Dom

Área de dor

Início	Fim

Duração

Local do corpo

Frente	Verso
Esquerda	Direita

Severidade									
1	2	3	4	5	6	7	8	9	10

Início	Fim

Duração

Local do corpo

Frente	Verso
Esquerda	Direita

Severidade									
1	2	3	4	5	6	7	8	9	10

Início	Fim

Duração

Local do corpo

Frente	Verso
Esquerda	Direita

Severidade									
1	2	3	4	5	6	7	8	9	10

Energia
☆ ☆ ☆ ☆ ☆

Actividade
☆ ☆ ☆ ☆ ☆

Dormir
☆ ☆ ☆ ☆ ☆

Outros Sintomas	Gatilhos	Medidas de alívio

Comentários

Livro de registo da dor

Data :-		Sef	Tef	Quf	Quf	Sef	Sab	Dom

Área de dor

Energia
☆ ☆ ☆ ☆ ☆

Actividade
☆ ☆ ☆ ☆ ☆

Dormir
☆ ☆ ☆ ☆ ☆

Início	Fim

Duração

Local do corpo

Frente	Verso
Esquerda	Direita

Severidade									
1	2	3	4	5	6	7	8	9	10

Início	Fim

Duração

Local do corpo

Frente	Verso
Esquerda	Direita

Severidade									
1	2	3	4	5	6	7	8	9	10

Início	Fim

Duração

Local do corpo

Frente	Verso
Esquerda	Direita

Severidade									
1	2	3	4	5	6	7	8	9	10

Outros Sintomas	Gatilhos	Medidas de alívio

Comentários

Livro de registo da dor

Data :-		Sef	Tef	Quf	Quf	Sef	Sab	Dom

Área de dor

Início	Fim
Duração	

Local do corpo	
Frente	Verso
Esquerda	Direita

Severidade									
1	2	3	4	5	6	7	8	9	10

Início	Fim
Duração	

Local do corpo	
Frente	Verso
Esquerda	Direita

Severidade									
1	2	3	4	5	6	7	8	9	10

Energia
☆ ☆ ☆ ☆

Actividade
☆ ☆ ☆ ☆

Dormir
☆ ☆ ☆ ☆

Início	Fim
Duração	

Local do corpo	
Frente	Verso
Esquerda	Direita

Severidade									
1	2	3	4	5	6	7	8	9	10

Outros Sintomas	Gatilhos	Medidas de alívio

Comentários

Livro de registo da dor

Data :-		Sef	Tef	Quf	Quf	Sef	Sab	Dom

Área de dor

Início	Fim

Duração

Local do corpo	
Frente	Verso
Esquerda	Direita

Severidade									
1	2	3	4	5	6	7	8	9	10

Início	Fim

Duração

Local do corpo	
Frente	Verso
Esquerda	Direita

Severidade									
1	2	3	4	5	6	7	8	9	10

Energia
☆ ☆ ☆ ☆ ☆

Actividade
☆ ☆ ☆ ☆ ☆

Dormir
☆ ☆ ☆ ☆ ☆

Início	Fim

Duração

Local do corpo	
Frente	Verso
Esquerda	Direita

Severidade									
1	2	3	4	5	6	7	8	9	10

Outros Sintomas	Gatilhos	Medidas de alívio

Comentários

Livro de registo da dor

Data :-		Sef	Tef	Quf	Quf	Sef	Sab	Dom

Área de dor

Início	Fim
Duração	

Local do corpo	
Frente	Verso
Esquerda	Direita

Severidade									
1	2	3	4	5	6	7	8	9	10

Início	Fim
Duração	

Local do corpo	
Frente	Verso
Esquerda	Direita

Severidade									
1	2	3	4	5	6	7	8	9	10

Início	Fim
Duração	

Local do corpo	
Frente	Verso
Esquerda	Direita

Severidade									
1	2	3	4	5	6	7	8	9	10

Energia
☆ ☆ ☆ ☆ ☆

Actividade
☆ ☆ ☆ ☆ ☆

Dormir
☆ ☆ ☆ ☆ ☆

Outros Sintomas	Gatilhos	Medidas de alívio

Comentários

Livro de registo da dor

Data :-		Sef	Tef	Quf	Quf	Sef	Sab	Dom

Área de dor

Início	Fim		Local do corpo	
Duração			Frente	Verso
			Esquerda	Direita

Severidade									
1	2	3	4	5	6	7	8	9	10

Início	Fim		Local do corpo	
Duração			Frente	Verso
			Esquerda	Direita

Severidade									
1	2	3	4	5	6	7	8	9	10

Início	Fim		Local do corpo	
Duração			Frente	Verso
			Esquerda	Direita

Severidade									
1	2	3	4	5	6	7	8	9	10

Energia
☆ ☆ ☆ ☆ ☆

Actividade
☆ ☆ ☆ ☆ ☆

Dormir
☆ ☆ ☆ ☆ ☆

Outros Sintomas	Gatilhos	Medidas de alívio

Comentários

Livro de registo da dor

Data :-		Sef	Tef	Quf	Quf	Sef	Sab	Dom

Área de dor

Início	Fim

Duração

Local do corpo

Frente	Verso
Esquerda	Direita

Severidade									
1	2	3	4	5	6	7	8	9	10

Início	Fim

Duração

Local do corpo

Frente	Verso
Esquerda	Direita

Severidade									
1	2	3	4	5	6	7	8	9	10

Início	Fim

Duração

Local do corpo

Frente	Verso
Esquerda	Direita

Severidade									
1	2	3	4	5	6	7	8	9	10

Energia
☆ ☆ ☆ ☆ ☆

Actividade
☆ ☆ ☆ ☆ ☆

Dormir
☆ ☆ ☆ ☆ ☆

Outros Sintomas	Gatilhos	Medidas de alívio

Comentários

Livro de registo da dor

Data :-		Sef	Tef	Quf	Quf	Sef	Sab	Dom

Área de dor

Início	Fim		Local do corpo	
Duração			Frente	Verso
			Esquerda	Direita

Severidade									
1	2	3	4	5	6	7	8	9	10

Início	Fim		Local do corpo	
Duração			Frente	Verso
			Esquerda	Direita

Severidade									
1	2	3	4	5	6	7	8	9	10

Energia
☆ ☆ ☆ ☆ ☆

Actividade
☆ ☆ ☆ ☆ ☆

Dormir
☆ ☆ ☆ ☆ ☆

Início	Fim		Local do corpo	
Duração			Frente	Verso
			Esquerda	Direita

Severidade									
1	2	3	4	5	6	7	8	9	10

Outros Sintomas	Gatilhos	Medidas de alívio

Comentários

Livro de registo da dor

Data :-		Sef	Tef	Quf	Quf	Sef	Sab	Dom

Área de dor

Início	Fim
Duração	

Local do corpo	
Frente	Verso
Esquerda	Direita

Severidade
1	2	3	4	5	6	7	8	9	10

Início	Fim
Duração	

Local do corpo	
Frente	Verso
Esquerda	Direita

Severidade
1	2	3	4	5	6	7	8	9	10

Início	Fim
Duração	

Local do corpo	
Frente	Verso
Esquerda	Direita

Severidade
1	2	3	4	5	6	7	8	9	10

Energia
☆ ☆ ☆ ☆ ☆

Actividade
☆ ☆ ☆ ☆ ☆

Dormir
☆ ☆ ☆ ☆ ☆

Outros Sintomas	Gatilhos	Medidas de alívio

Comentários

Livro de registo da dor

Data :-		Sef	Tef	Quf	Quf	Sef	Sab	Dom

Área de dor

Início	Fim
Duração	

Local do corpo	
Frente	Verso
Esquerda	Direita

Severidade									
1	2	3	4	5	6	7	8	9	10

Início	Fim
Duração	

Local do corpo	
Frente	Verso
Esquerda	Direita

Severidade									
1	2	3	4	5	6	7	8	9	10

Energia
☆ ☆ ☆ ☆ ☆

Actividade
☆ ☆ ☆ ☆ ☆

Dormir
☆ ☆ ☆ ☆ ☆

Início	Fim
Duração	

Local do corpo	
Frente	Verso
Esquerda	Direita

Severidade									
1	2	3	4	5	6	7	8	9	10

Outros Sintomas	Gatilhos	Medidas de alívio

Comentários

Livro de registo da dor

Data :-		Sef	Tef	Quf	Quf	Sef	Sab	Dom

Área de dor

Início	Fim
Duração	

Local do corpo	
Frente	Verso
Esquerda	Direita

Severidade									
1	2	3	4	5	6	7	8	9	10

Início	Fim
Duração	

Local do corpo	
Frente	Verso
Esquerda	Direita

Severidade									
1	2	3	4	5	6	7	8	9	10

Início	Fim
Duração	

Local do corpo	
Frente	Verso
Esquerda	Direita

Severidade									
1	2	3	4	5	6	7	8	9	10

Energia
☆ ☆ ☆ ☆ ☆

Actividade
☆ ☆ ☆ ☆ ☆

Dormir
☆ ☆ ☆ ☆ ☆

Outros Sintomas	Gatilhos	Medidas de alívio

Comentários

Livro de registo da dor

Data :-		Sef	Tef	Quf	Quf	Sef	Sab	Dom

Área de dor

Início	Fim

Duração

Local do corpo	
Frente	Verso
Esquerda	Direita

Severidade									
1	2	3	4	5	6	7	8	9	10

Início	Fim

Duração

Local do corpo	
Frente	Verso
Esquerda	Direita

Severidade									
1	2	3	4	5	6	7	8	9	10

Início	Fim

Duração

Local do corpo	
Frente	Verso
Esquerda	Direita

Severidade									
1	2	3	4	5	6	7	8	9	10

Energia
☆ ☆ ☆ ☆ ☆

Actividade
☆ ☆ ☆ ☆ ☆

Dormir
☆ ☆ ☆ ☆ ☆

Outros Sintomas	Gatilhos	Medidas de alívio

Comentários

Livro de registo da dor

Data :-		Sef	Tef	Quf	Quf	Sef	Sab	Dom

Área de dor

Energia
☆ ☆ ☆ ☆ ☆

Actividade
☆ ☆ ☆ ☆ ☆

Dormir
☆ ☆ ☆ ☆ ☆

Início	Fim

Duração

Local do corpo

Frente	Verso
Esquerda	Direita

Severidade
1	2	3	4	5	6	7	8	9	10

Início	Fim

Duração

Local do corpo

Frente	Verso
Esquerda	Direita

Severidade
1	2	3	4	5	6	7	8	9	10

Início	Fim

Duração

Local do corpo

Frente	Verso
Esquerda	Direita

Severidade
1	2	3	4	5	6	7	8	9	10

Outros Sintomas	Gatilhos	Medidas de alívio

Comentários

Livro de registo da dor

Data :-	Sef	Tef	Quf	Quf	Sef	Sab	Dom

Área de dor

Energia
☆ ☆ ☆ ☆ ☆

Actividade
☆ ☆ ☆ ☆ ☆

Dormir
☆ ☆ ☆ ☆ ☆

Início	Fim

Duração

Local do corpo	
Frente	Verso
Esquerda	Direita

Severidade									
1	2	3	4	5	6	7	8	9	10

Início	Fim

Duração

Local do corpo	
Frente	Verso
Esquerda	Direita

Severidade									
1	2	3	4	5	6	7	8	9	10

Início	Fim

Duração

Local do corpo	
Frente	Verso
Esquerda	Direita

Severidade									
1	2	3	4	5	6	7	8	9	10

Outros Sintomas	Gatilhos	Medidas de alívio

Comentários

Livro de registo da dor

Data :-		Sef	Tef	Quf	Quf	Sef	Sab	Dom

Área de dor

Início	Fim		Local do corpo	
Duração			Frente	Verso
			Esquerda	Direita

Severidade									
1	2	3	4	5	6	7	8	9	10

Início	Fim		Local do corpo	
Duração			Frente	Verso
			Esquerda	Direita

Severidade									
1	2	3	4	5	6	7	8	9	10

Início	Fim		Local do corpo	
Duração			Frente	Verso
			Esquerda	Direita

Severidade									
1	2	3	4	5	6	7	8	9	10

Energia
☆ ☆ ☆ ☆ ☆

Actividade
☆ ☆ ☆ ☆

Dormir
☆ ☆ ☆ ☆ ☆

Outros Sintomas	Gatilhos	Medidas de alívio

Comentários

Livro de registo da dor

Data :-		Sef	Tef	Quf	Quf	Sef	Sab	Dom

Área de dor

Energia
☆ ☆ ☆ ☆ ☆

Actividade
☆ ☆ ☆ ☆ ☆

Dormir
☆ ☆ ☆ ☆ ☆

Início	Fim

Duração

Local do corpo	
Frente	Verso
Esquerda	Direita

Severidade									
1	2	3	4	5	6	7	8	9	10

Início	Fim

Duração

Local do corpo	
Frente	Verso
Esquerda	Direita

Severidade									
1	2	3	4	5	6	7	8	9	10

Início	Fim

Duração

Local do corpo	
Frente	Verso
Esquerda	Direita

Severidade									
1	2	3	4	5	6	7	8	9	10

Outros Sintomas	Gatilhos	Medidas de alívio

Comentários

Livro de registo da dor

Data :-		Sef	Tef	Quf	Quf	Sef	Sab	Dom

Área de dor

Início	Fim		Local do corpo	
Duração			Frente	Verso
			Esquerda	Direita

Severidade									
1	2	3	4	5	6	7	8	9	10

Início	Fim		Local do corpo	
Duração			Frente	Verso
			Esquerda	Direita

Severidade									
1	2	3	4	5	6	7	8	9	10

Início	Fim		Local do corpo	
Duração			Frente	Verso
			Esquerda	Direita

Severidade									
1	2	3	4	5	6	7	8	9	10

Energia
☆ ☆ ☆ ☆ ☆

Actividade
☆ ☆ ☆ ☆ ☆

Dormir
☆ ☆ ☆ ☆ ☆

Outros Sintomas	Gatilhos	Medidas de alívio

Comentários

Livro de registo da dor

Data :-		Sef	Tef	Quf	Quf	Sef	Sab	Dom

Área de dor

Início	Fim

Duração

Local do corpo

Frente	Verso
Esquerda	Direita

Severidade									
1	2	3	4	5	6	7	8	9	10

Início	Fim

Duração

Local do corpo

Frente	Verso
Esquerda	Direita

Severidade									
1	2	3	4	5	6	7	8	9	10

Energia
☆ ☆ ☆ ☆ ☆

Actividade
☆ ☆ ☆ ☆ ☆

Dormir
☆ ☆ ☆ ☆ ☆

Início	Fim

Duração

Local do corpo

Frente	Verso
Esquerda	Direita

Severidade									
1	2	3	4	5	6	7	8	9	10

Outros Sintomas	Gatilhos	Medidas de alívio

Comentários

Livro de registo da dor

Data :-		Sef	Tef	Quf	Quf	Sef	Sab	Dom

Área de dor

Energia
☆ ☆ ☆ ☆ ☆

Actividade
☆ ☆ ☆ ☆ ☆

Dormir
☆ ☆ ☆ ☆ ☆

Início	Fim

Duração

Local do corpo

Frente	Verso
Esquerda	Direita

Severidade
1	2	3	4	5	6	7	8	9	10

Início	Fim

Duração

Local do corpo

Frente	Verso
Esquerda	Direita

Severidade
1	2	3	4	5	6	7	8	9	10

Início	Fim

Duração

Local do corpo

Frente	Verso
Esquerda	Direita

Severidade
1	2	3	4	5	6	7	8	9	10

Outros Sintomas	Gatilhos	Medidas de alívio

Comentários

Livro de registo da dor

Data :-		Sef	Tef	Quf	Quf	Sef	Sab	Dom

Área de dor

Início	Fim		Local do corpo	
Duração			Frente	Verso
			Esquerda	Direita

Severidade									
1	2	3	4	5	6	7	8	9	10

Início	Fim		Local do corpo	
Duração			Frente	Verso
			Esquerda	Direita

Severidade									
1	2	3	4	5	6	7	8	9	10

Início	Fim		Local do corpo	
Duração			Frente	Verso
			Esquerda	Direita

Severidade									
1	2	3	4	5	6	7	8	9	10

Energia
☆ ☆ ☆ ☆ ☆

Actividade
☆ ☆ ☆ ☆ ☆

Dormir
☆ ☆ ☆ ☆ ☆

Outros Sintomas	Gatilhos	Medidas de alívio

Comentários

Livro de registo da dor

Data :-		Sef	Tef	Quf	Quf	Sef	Sab	Dom

Área de dor

Início	Fim

Duração

Local do corpo

Frente	Verso
Esquerda	Direita

Severidade
1	2	3	4	5	6	7	8	9	10

Início	Fim

Duração

Local do corpo

Frente	Verso
Esquerda	Direita

Severidade
1	2	3	4	5	6	7	8	9	10

Início	Fim

Duração

Local do corpo

Frente	Verso
Esquerda	Direita

Severidade
1	2	3	4	5	6	7	8	9	10

Energia
☆ ☆ ☆ ☆ ☆

Actividade
☆ ☆ ☆ ☆

Dormir
☆ ☆ ☆ ☆ ☆

Outros Sintomas	Gatilhos	Medidas de alívio

Comentários

Livro de registo da dor

Data :-		Sef	Tef	Quf	Quf	Sef	Sab	Dom

Área de dor

Início	Fim	Local do corpo	
Duração		Frente	Verso
		Esquerda	Direita

Severidade									
1	2	3	4	5	6	7	8	9	10

Início	Fim	Local do corpo	
Duração		Frente	Verso
		Esquerda	Direita

Severidade									
1	2	3	4	5	6	7	8	9	10

Início	Fim	Local do corpo	
Duração		Frente	Verso
		Esquerda	Direita

Severidade									
1	2	3	4	5	6	7	8	9	10

Energia
☆ ☆ ☆ ☆ ☆

Actividade
☆ ☆ ☆ ☆ ☆

Dormir
☆ ☆ ☆ ☆ ☆

Outros Sintomas	Gatilhos	Medidas de alívio

Comentários

Livro de registo da dor

Data :-		Sef	Tef	Quf	Quf	Sef	Sab	Dom

Área de dor

Início	Fim

Duração

Local do corpo

Frente	Verso
Esquerda	Direita

Severidade									
1	2	3	4	5	6	7	8	9	10

Início	Fim

Duração

Local do corpo

Frente	Verso
Esquerda	Direita

Severidade									
1	2	3	4	5	6	7	8	9	10

Início	Fim

Duração

Local do corpo

Frente	Verso
Esquerda	Direita

Severidade									
1	2	3	4	5	6	7	8	9	10

Energia
☆ ☆ ☆ ☆ ☆

Actividade
☆ ☆ ☆ ☆ ☆

Dormir
☆ ☆ ☆ ☆ ☆

Outros Sintomas	Gatilhos	Medidas de alívio

Comentários

Livro de registo da dor

Data :-		Sef	Tef	Quf	Quf	Sef	Sab	Dom

Área de dor

Início	Fim
Duração	

Local do corpo	
Frente	Verso
Esquerda	Direita

Severidade									
1	2	3	4	5	6	7	8	9	10

Início	Fim
Duração	

Local do corpo	
Frente	Verso
Esquerda	Direita

Severidade									
1	2	3	4	5	6	7	8	9	10

Início	Fim
Duração	

Local do corpo	
Frente	Verso
Esquerda	Direita

Severidade									
1	2	3	4	5	6	7	8	9	10

Energia
☆ ☆ ☆ ☆ ☆

Actividade
☆ ☆ ☆ ☆ ☆

Dormir
☆ ☆ ☆ ☆ ☆

Outros Sintomas	Gatilhos	Medidas de alívio

Comentários

Livro de registo da dor

Data :-		Sef	Tef	Quf	Quf	Sef	Sab	Dom

Área de dor

Início	Fim
Duração	

Local do corpo	
Frente	Verso
Esquerda	Direita

Severidade									
1	2	3	4	5	6	7	8	9	10

Início	Fim
Duração	

Local do corpo	
Frente	Verso
Esquerda	Direita

Severidade									
1	2	3	4	5	6	7	8	9	10

Início	Fim
Duração	

Local do corpo	
Frente	Verso
Esquerda	Direita

Severidade									
1	2	3	4	5	6	7	8	9	10

Energia
☆ ☆ ☆ ☆ ☆

Actividade
☆ ☆ ☆ ☆ ☆

Dormir
☆ ☆ ☆ ☆ ☆

Outros Sintomas	Gatilhos	Medidas de alívio

Comentários

Livro de registo da dor

Data :-		Sef	Tef	Quf	Quf	Sef	Sab	Dom

Área de dor

Energia
☆ ☆ ☆ ☆ ☆

Actividade
☆ ☆ ☆ ☆ ☆

Dormir
☆ ☆ ☆ ☆ ☆

Início	Fim

Duração

Local do corpo	
Frente	Verso
Esquerda	Direita

Severidade									
1	2	3	4	5	6	7	8	9	10

Início	Fim

Duração

Local do corpo	
Frente	Verso
Esquerda	Direita

Severidade									
1	2	3	4	5	6	7	8	9	10

Início	Fim

Duração

Local do corpo	
Frente	Verso
Esquerda	Direita

Severidade									
1	2	3	4	5	6	7	8	9	10

Outros Sintomas	Gatilhos	Medidas de alívio

Comentários

Livro de registo da dor

Data :-		Sef	Tef	Quf	Quf	Sef	Sab	Dom

Área de dor

Início	Fim
Duração	

Local do corpo	
Frente	Verso
Esquerda	Direita

Severidade										
1	2	3	4	5	6	7	8	9	10	

Início	Fim
Duração	

Local do corpo	
Frente	Verso
Esquerda	Direita

Severidade										
1	2	3	4	5	6	7	8	9	10	

Energia
☆ ☆ ☆ ☆

Actividade
☆ ☆ ☆ ☆

Dormir
☆ ☆ ☆ ☆

Início	Fim
Duração	

Local do corpo	
Frente	Verso
Esquerda	Direita

Severidade										
1	2	3	4	5	6	7	8	9	10	

Outros Sintomas	Gatilhos	Medidas de alívio

Comentários

Livro de registo da dor

Data :-		Sef	Tef	Quf	Quf	Sef	Sab	Dom

Área de dor

Início	Fim
Duração	

Local do corpo	
Frente	Verso
Esquerda	Direita

Severidade									
1	2	3	4	5	6	7	8	9	10

Início	Fim
Duração	

Local do corpo	
Frente	Verso
Esquerda	Direita

Severidade									
1	2	3	4	5	6	7	8	9	10

Início	Fim
Duração	

Local do corpo	
Frente	Verso
Esquerda	Direita

Severidade									
1	2	3	4	5	6	7	8	9	10

Energia
☆ ☆ ☆ ☆ ☆

Actividade
☆ ☆ ☆ ☆ ☆

Dormir
☆ ☆ ☆ ☆ ☆

Outros Sintomas	Gatilhos	Medidas de alívio

Comentários

Livro de registo da dor

Data :-		Sef	Tef	Quf	Quf	Sef	Sab	Dom

Área de dor

Início	Fim		Local do corpo	
			Frente	Verso
Duração			Esquerda	Direita

Severidade									
1	2	3	4	5	6	7	8	9	10

Início	Fim		Local do corpo	
			Frente	Verso
Duração			Esquerda	Direita

Severidade									
1	2	3	4	5	6	7	8	9	10

Início	Fim		Local do corpo	
			Frente	Verso
Duração			Esquerda	Direita

Severidade									
1	2	3	4	5	6	7	8	9	10

Energia
☆ ☆ ☆ ☆ ☆

Actividade
☆ ☆ ☆ ☆ ☆

Dormir
☆ ☆ ☆ ☆ ☆

Outros Sintomas	Gatilhos	Medidas de alívio

Comentários

Livro de registo da dor

Data :-		Sef	Tef	Quf	Quf	Sef	Sab	Dom

Área de dor

Início	Fim

Duração

Local do corpo	
Frente	Verso
Esquerda	Direita

Severidade									
1	2	3	4	5	6	7	8	9	10

Início	Fim

Duração

Local do corpo	
Frente	Verso
Esquerda	Direita

Severidade									
1	2	3	4	5	6	7	8	9	10

Energia
☆ ☆ ☆ ☆ ☆

Actividade
☆ ☆ ☆ ☆ ☆

Dormir
☆ ☆ ☆ ☆ ☆

Início	Fim

Duração

Local do corpo	
Frente	Verso
Esquerda	Direita

Severidade									
1	2	3	4	5	6	7	8	9	10

Outros Sintomas	Gatilhos	Medidas de alívio

Comentários

Livro de registo da dor

Data :-		Sef	Tef	Quf	Quf	Sef	Sab	Dom

Área de dor

Energia
☆ ☆ ☆ ☆ ☆

Actividade
☆ ☆ ☆ ☆ ☆

Dormir
☆ ☆ ☆ ☆ ☆

Início	Fim

Duração

Local do corpo	
Frente	Verso
Esquerda	Direita

Severidade

1	2	3	4	5	6	7	8	9	10

Início	Fim

Duração

Local do corpo	
Frente	Verso
Esquerda	Direita

Severidade

1	2	3	4	5	6	7	8	9	10

Início	Fim

Duração

Local do corpo	
Frente	Verso
Esquerda	Direita

Severidade

1	2	3	4	5	6	7	8	9	10

Outros Sintomas	Gatilhos	Medidas de alívio

Comentários

Livro de registo da dor

Data :-		Sef	Tef	Quf	Quf	Sef	Sab	Dom

Área de dor

Início	Fim

Duração

Local do corpo	
Frente	Verso
Esquerda	Direita

Severidade									
1	2	3	4	5	6	7	8	9	10

Início	Fim

Duração

Local do corpo	
Frente	Verso
Esquerda	Direita

Severidade									
1	2	3	4	5	6	7	8	9	10

Energia
☆ ☆ ☆ ☆ ☆
Actividade
☆ ☆ ☆ ☆ ☆
Dormir
☆ ☆ ☆ ☆ ☆

Início	Fim

Duração

Local do corpo	
Frente	Verso
Esquerda	Direita

Severidade									
1	2	3	4	5	6	7	8	9	10

Outros Sintomas	Gatilhos	Medidas de alívio

Comentários

Livro de registo da dor

Data :-		Sef	Tef	Quf	Quf	Sef	Sab	Dom

Área de dor

Início	Fim

Duração

Local do corpo

Frente	Verso
Esquerda	Direita

Severidade									
1	2	3	4	5	6	7	8	9	10

Início	Fim

Duração

Local do corpo

Frente	Verso
Esquerda	Direita

Severidade									
1	2	3	4	5	6	7	8	9	10

Início	Fim

Duração

Local do corpo

Frente	Verso
Esquerda	Direita

Severidade									
1	2	3	4	5	6	7	8	9	10

Energia
☆ ☆ ☆ ☆ ☆

Actividade
☆ ☆ ☆ ☆ ☆

Dormir
☆ ☆ ☆ ☆ ☆

Outros Sintomas	Gatilhos	Medidas de alívio

Comentários

Livro de registo da dor

Data :-		Sef	Tef	Quf	Quf	Sef	Sab	Dom

Área de dor

Início	Fim
Duração	

Local do corpo	
Frente	Verso
Esquerda	Direita

Severidade									
1	2	3	4	5	6	7	8	9	10

Início	Fim
Duração	

Local do corpo	
Frente	Verso
Esquerda	Direita

Severidade									
1	2	3	4	5	6	7	8	9	10

Energia
☆ ☆ ☆ ☆ ☆

Actividade
☆ ☆ ☆ ☆ ☆

Dormir
☆ ☆ ☆ ☆ ☆

Início	Fim
Duração	

Local do corpo	
Frente	Verso
Esquerda	Direita

Severidade									
1	2	3	4	5	6	7	8	9	10

Outros Sintomas	Gatilhos	Medidas de alívio

Comentários

Livro de registo da dor

Data :-		Sef	Tef	Quf	Quf	Sef	Sab	Dom

Área de dor

Início	Fim

Duração

Local do corpo

Frente	Verso
Esquerda	Direita

Severidade
1	2	3	4	5	6	7	8	9	10

Início	Fim

Duração

Local do corpo

Frente	Verso
Esquerda	Direita

Severidade
1	2	3	4	5	6	7	8	9	10

Início	Fim

Duração

Local do corpo

Frente	Verso
Esquerda	Direita

Severidade
1	2	3	4	5	6	7	8	9	10

Energia
☆ ☆ ☆ ☆ ☆

Actividade
☆ ☆ ☆ ☆ ☆

Dormir
☆ ☆ ☆ ☆ ☆

Outros Sintomas	Gatilhos	Medidas de alívio

Comentários

Livro de registo da dor

Data :-		Sef	Tef	Quf	Quf	Sef	Sab	Dom

Área de dor

Início	Fim		Local do corpo	
Duração			Frente	Verso
			Esquerda	Direita

Severidade									
1	2	3	4	5	6	7	8	9	10

Início	Fim		Local do corpo	
Duração			Frente	Verso
			Esquerda	Direita

Severidade									
1	2	3	4	5	6	7	8	9	10

Início	Fim		Local do corpo	
Duração			Frente	Verso
			Esquerda	Direita

Severidade									
1	2	3	4	5	6	7	8	9	10

Energia
☆ ☆ ☆ ☆ ☆

Actividade
☆ ☆ ☆ ☆ ☆

Dormir
☆ ☆ ☆ ☆ ☆

Outros Sintomas	Gatilhos	Medidas de alívio

Comentários

Livro de registo da dor

Data :-		Sef	Tef	Quf	Quf	Sef	Sab	Dom

Área de dor

Início	Fim
Duração	

Local do corpo	
Frente	Verso
Esquerda	Direita

Severidade									
1	2	3	4	5	6	7	8	9	10

Início	Fim
Duração	

Local do corpo	
Frente	Verso
Esquerda	Direita

Severidade									
1	2	3	4	5	6	7	8	9	10

Início	Fim
Duração	

Local do corpo	
Frente	Verso
Esquerda	Direita

Severidade									
1	2	3	4	5	6	7	8	9	10

Energia
☆ ☆ ☆ ☆ ☆

Actividade
☆ ☆ ☆ ☆

Dormir
☆ ☆ ☆ ☆ ☆

Outros Sintomas	Gatilhos	Medidas de alívio

Comentários

Livro de registo da dor

Data :-		Sef	Tef	Quf	Quf	Sef	Sab	Dom

Área de dor

Início	Fim		Local do corpo	
Duração			Frente	Verso
			Esquerda	Direita

Severidade									
1	2	3	4	5	6	7	8	9	10

Início	Fim		Local do corpo	
Duração			Frente	Verso
			Esquerda	Direita

Severidade									
1	2	3	4	5	6	7	8	9	10

Início	Fim		Local do corpo	
Duração			Frente	Verso
			Esquerda	Direita

Severidade									
1	2	3	4	5	6	7	8	9	10

Energia
☆ ☆ ☆ ☆ ☆

Actividade
☆ ☆ ☆ ☆ ☆

Dormir
☆ ☆ ☆ ☆ ☆

Outros Sintomas	Gatilhos	Medidas de alívio

Comentários

Livro de registo da dor

Data :-		Sef	Tef	Quf	Quf	Sef	Sab	Dom

Área de dor

Início	Fim	Local do corpo	
Duração		Frente	Verso
		Esquerda	Direita

Severidade									
1	2	3	4	5	6	7	8	9	10

Início	Fim	Local do corpo	
Duração		Frente	Verso
		Esquerda	Direita

Severidade									
1	2	3	4	5	6	7	8	9	10

Início	Fim	Local do corpo	
Duração		Frente	Verso
		Esquerda	Direita

Severidade									
1	2	3	4	5	6	7	8	9	10

Energia
☆ ☆ ☆ ☆ ☆

Actividade
☆ ☆ ☆ ☆ ☆

Dormir
☆ ☆ ☆ ☆ ☆

Outros Sintomas	Gatilhos	Medidas de alívio

Comentários

Livro de registo da dor

Data :-		Sef	Tef	Quf	Quf	Sef	Sab	Dom

Área de dor

Início	Fim
Duração	

Local do corpo	
Frente	Verso
Esquerda	Direita

Severidade										
1	2	3	4	5	6	7	8	9	10

Início	Fim
Duração	

Local do corpo	
Frente	Verso
Esquerda	Direita

Severidade										
1	2	3	4	5	6	7	8	9	10

Início	Fim
Duração	

Local do corpo	
Frente	Verso
Esquerda	Direita

Severidade										
1	2	3	4	5	6	7	8	9	10

Energia
☆ ☆ ☆ ☆ ☆

Actividade
☆ ☆ ☆ ☆ ☆

Dormir
☆ ☆ ☆ ☆ ☆

Outros Sintomas	Gatilhos	Medidas de alívio

Comentários

Livro de registo da dor

Data :-		Sef	Tef	Quf	Quf	Sef	Sab	Dom

Área de dor

Início	Fim	Local do corpo
Duração		Frente / Verso
		Esquerda / Direita

Severidade
1	2	3	4	5	6	7	8	9	10

Início	Fim	Local do corpo
Duração		Frente / Verso
		Esquerda / Direita

Severidade
1	2	3	4	5	6	7	8	9	10

Início	Fim	Local do corpo
Duração		Frente / Verso
		Esquerda / Direita

Severidade
1	2	3	4	5	6	7	8	9	10

Energia
☆ ☆ ☆ ☆ ☆

Actividade
☆ ☆ ☆ ☆ ☆

Dormir
☆ ☆ ☆ ☆ ☆

Outros Sintomas	Gatilhos	Medidas de alívio

Comentários

Livro de registo da dor

Data :-		Sef	Tef	Quf	Quf	Sef	Sab	Dom

Área de dor

Início	Fim
Duração	

Local do corpo	
Frente	Verso
Esquerda	Direita

Severidade									
1	2	3	4	5	6	7	8	9	10

Início	Fim
Duração	

Local do corpo	
Frente	Verso
Esquerda	Direita

Severidade									
1	2	3	4	5	6	7	8	9	10

Início	Fim
Duração	

Local do corpo	
Frente	Verso
Esquerda	Direita

Severidade									
1	2	3	4	5	6	7	8	9	10

Energia
☆ ☆ ☆ ☆ ☆

Actividade
☆ ☆ ☆ ☆ ☆

Dormir
☆ ☆ ☆ ☆ ☆

Outros Sintomas	Gatilhos	Medidas de alívio

Comentários

Livro de registo da dor

Data :-		Sef	Tef	Quf	Quf	Sef	Sab	Dom

Área de dor

Início	Fim
Duração	

Local do corpo	
Frente	Verso
Esquerda	Direita

Severidade									
1	2	3	4	5	6	7	8	9	10

Início	Fim
Duração	

Local do corpo	
Frente	Verso
Esquerda	Direita

Severidade									
1	2	3	4	5	6	7	8	9	10

Início	Fim
Duração	

Local do corpo	
Frente	Verso
Esquerda	Direita

Severidade									
1	2	3	4	5	6	7	8	9	10

Energia
☆ ☆ ☆ ☆ ☆

Actividade
☆ ☆ ☆ ☆ ☆

Dormir
☆ ☆ ☆ ☆ ☆

Outros Sintomas	Gatilhos	Medidas de alívio

Comentários

Livro de registo da dor

Data :-		Sef	Tef	Quf	Quf	Sef	Sab	Dom

Área de dor

Entrada 1

Início	Fim

Duração

Local do corpo

Frente	Verso
Esquerda	Direita

Severidade									
1	2	3	4	5	6	7	8	9	10

Entrada 2

Início	Fim

Duração

Local do corpo

Frente	Verso
Esquerda	Direita

Severidade									
1	2	3	4	5	6	7	8	9	10

Entrada 3

Início	Fim

Duração

Local do corpo

Frente	Verso
Esquerda	Direita

Severidade									
1	2	3	4	5	6	7	8	9	10

Energia
☆ ☆ ☆ ☆ ☆

Actividade
☆ ☆ ☆ ☆ ☆

Dormir
☆ ☆ ☆ ☆ ☆

Outros Sintomas	Gatilhos	Medidas de alívio

Comentários

Livro de registo da dor

Data :-		Sef	Tef	Quf	Quf	Sef	Sab	Dom

Área de dor

Início	Fim

Duração

Local do corpo

Frente	Verso
Esquerda	Direita

Severidade									
1	2	3	4	5	6	7	8	9	10

Início	Fim

Duração

Local do corpo

Frente	Verso
Esquerda	Direita

Severidade									
1	2	3	4	5	6	7	8	9	10

Início	Fim

Duração

Local do corpo

Frente	Verso
Esquerda	Direita

Severidade									
1	2	3	4	5	6	7	8	9	10

Energia
☆ ☆ ☆ ☆ ☆

Actividade
☆ ☆ ☆ ☆ ☆

Dormir
☆ ☆ ☆ ☆ ☆

Outros Sintomas	Gatilhos	Medidas de alívio

Comentários

Livro de registo da dor

Data :-		Sef	Tef	Quf	Quf	Sef	Sab	Dom

Área de dor

Início	Fim

Duração

Local do corpo	
Frente	Verso
Esquerda	Direita

Severidade									
1	2	3	4	5	6	7	8	9	10

Início	Fim

Duração

Local do corpo	
Frente	Verso
Esquerda	Direita

Severidade									
1	2	3	4	5	6	7	8	9	10

Início	Fim

Duração

Local do corpo	
Frente	Verso
Esquerda	Direita

Severidade									
1	2	3	4	5	6	7	8	9	10

Energia
☆ ☆ ☆ ☆ ☆

Actividade
☆ ☆ ☆ ☆ ☆

Dormir
☆ ☆ ☆ ☆ ☆

Outros Sintomas	Gatilhos	Medidas de alívio

Comentários

Livro de registo da dor

Data :-		Sef	Tef	Quf	Quf	Sef	Sab	Dom

Área de dor

Início	Fim		Local do corpo	
Duração			Frente	Verso
			Esquerda	Direita

Severidade									
1	2	3	4	5	6	7	8	9	10

Início	Fim		Local do corpo	
Duração			Frente	Verso
			Esquerda	Direita

Severidade									
1	2	3	4	5	6	7	8	9	10

Início	Fim		Local do corpo	
Duração			Frente	Verso
			Esquerda	Direita

Severidade									
1	2	3	4	5	6	7	8	9	10

Energia
☆ ☆ ☆ ☆

Actividade
☆ ☆ ☆ ☆

Dormir
☆ ☆ ☆ ☆

Outros Sintomas	Gatilhos	Medidas de alívio

Comentários

Livro de registo da dor

Data :-		Sef	Tef	Quf	Quf	Sef	Sab	Dom

Área de dor

Início	Fim

Duração

Local do corpo

Frente	Verso
Esquerda	Direita

Severidade									
1	2	3	4	5	6	7	8	9	10

Início	Fim

Duração

Local do corpo

Frente	Verso
Esquerda	Direita

Severidade									
1	2	3	4	5	6	7	8	9	10

Início	Fim

Duração

Local do corpo

Frente	Verso
Esquerda	Direita

Severidade									
1	2	3	4	5	6	7	8	9	10

Energia
☆ ☆ ☆ ☆ ☆

Actividade
☆ ☆ ☆ ☆ ☆

Dormir
☆ ☆ ☆ ☆ ☆

Outros Sintomas	Gatilhos	Medidas de alívio

Comentários

Livro de registo da dor

Data :-		Sef	Tef	Quf	Quf	Sef	Sab	Dom

Área de dor

Energia
☆ ☆ ☆ ☆ ☆

Actividade
☆ ☆ ☆ ☆ ☆

Dormir
☆ ☆ ☆ ☆ ☆

Início	Fim

Duração

Local do corpo

Frente	Verso
Esquerda	Direita

Severidade									
1	2	3	4	5	6	7	8	9	10

Início	Fim

Duração

Local do corpo

Frente	Verso
Esquerda	Direita

Severidade									
1	2	3	4	5	6	7	8	9	10

Início	Fim

Duração

Local do corpo

Frente	Verso
Esquerda	Direita

Severidade									
1	2	3	4	5	6	7	8	9	10

Outros Sintomas	Gatilhos	Medidas de alívio

Comentários

Livro de registo da dor

Data :-	Sef	Tef	Quf	Quf	Sef	Sab	Dom

Área de dor

Início	Fim

Duração

Local do corpo

Frente	Verso
Esquerda	Direita

Severidade									
1	2	3	4	5	6	7	8	9	10

Início	Fim

Duração

Local do corpo

Frente	Verso
Esquerda	Direita

Severidade									
1	2	3	4	5	6	7	8	9	10

Energia
☆ ☆ ☆ ☆ ☆

Actividade
☆ ☆ ☆ ☆ ☆

Dormir
☆ ☆ ☆ ☆ ☆

Início	Fim

Duração

Local do corpo

Frente	Verso
Esquerda	Direita

Severidade									
1	2	3	4	5	6	7	8	9	10

Outros Sintomas	Gatilhos	Medidas de alívio

Comentários

Livro de registo da dor

Data :-		Sef	Tef	Quf	Quf	Sef	Sab	Dom

Área de dor

Início	Fim		Local do corpo	
Duração			Frente	Verso
			Esquerda	Direita

Severidade									
1	2	3	4	5	6	7	8	9	10

Início	Fim		Local do corpo	
Duração			Frente	Verso
			Esquerda	Direita

Severidade									
1	2	3	4	5	6	7	8	9	10

Início	Fim		Local do corpo	
Duração			Frente	Verso
			Esquerda	Direita

Severidade									
1	2	3	4	5	6	7	8	9	10

Energia
☆ ☆ ☆ ☆ ☆

Actividade
☆ ☆ ☆ ☆

Dormir
☆ ☆ ☆ ☆

Outros Sintomas	Gatilhos	Medidas de alívio

Comentários

Livro de registo da dor

| Data :- | | Sef | Tef | Quf | Quf | Sef | Sab | Dom |

Área de dor

Início	Fim
Duração	

Local do corpo	
Frente	Verso
Esquerda	Direita

Severidade									
1	2	3	4	5	6	7	8	9	10

Início	Fim
Duração	

Local do corpo	
Frente	Verso
Esquerda	Direita

Severidade									
1	2	3	4	5	6	7	8	9	10

Energia
☆ ☆ ☆ ☆ ☆

Actividade
☆ ☆ ☆ ☆ ☆

Dormir
☆ ☆ ☆ ☆ ☆

Início	Fim
Duração	

Local do corpo	
Frente	Verso
Esquerda	Direita

Severidade									
1	2	3	4	5	6	7	8	9	10

Outros Sintomas	Gatilhos	Medidas de alívio

Comentários

Livro de registo da dor

Data :-		Sef	Tef	Quf	Quf	Sef	Sab	Dom

Área de dor

Início	Fim		Local do corpo	
			Frente	Verso
Duração			Esquerda	Direita

Severidade									
1	2	3	4	5	6	7	8	9	10

Início	Fim		Local do corpo	
			Frente	Verso
Duração			Esquerda	Direita

Severidade									
1	2	3	4	5	6	7	8	9	10

Início	Fim		Local do corpo	
			Frente	Verso
Duração			Esquerda	Direita

Severidade									
1	2	3	4	5	6	7	8	9	10

Energia
☆ ☆ ☆ ☆

Actividade
☆ ☆ ☆ ☆

Dormir
☆ ☆ ☆ ☆

Outros Sintomas	Gatilhos	Medidas de alívio

Comentários

Livro de registo da dor

Data :-		Sef	Tef	Quf	Quf	Sef	Sab	Dom

Área de dor

Início	Fim

Duração

Local do corpo	
Frente	Verso
Esquerda	Direita

Severidade									
1	2	3	4	5	6	7	8	9	10

Início	Fim

Duração

Local do corpo	
Frente	Verso
Esquerda	Direita

Severidade									
1	2	3	4	5	6	7	8	9	10

Início	Fim

Duração

Local do corpo	
Frente	Verso
Esquerda	Direita

Energia
☆ ☆ ☆ ☆ ☆

Actividade
☆ ☆ ☆ ☆ ☆

Dormir
☆ ☆ ☆ ☆ ☆

Severidade									
1	2	3	4	5	6	7	8	9	10

Outros Sintomas	Gatilhos	Medidas de alívio

Comentários

Livro de registo da dor

Data :-		Sef	Tef	Quf	Quf	Sef	Sab	Dom

Área de dor

Energia
☆ ☆ ☆ ☆ ☆

Actividade
☆ ☆ ☆ ☆

Dormir
☆ ☆ ☆ ☆

Início	Fim

Duração

Local do corpo

Frente	Verso
Esquerda	Direita

Severidade									
1	2	3	4	5	6	7	8	9	10

Início	Fim

Duração

Local do corpo

Frente	Verso
Esquerda	Direita

Severidade									
1	2	3	4	5	6	7	8	9	10

Início	Fim

Duração

Local do corpo

Frente	Verso
Esquerda	Direita

Severidade									
1	2	3	4	5	6	7	8	9	10

Outros Sintomas	Gatilhos	Medidas de alívio

Comentários

Livro de registo da dor

Data :-		Sef	Tef	Quf	Quf	Sef	Sab	Dom

Área de dor

Início	Fim

Duração

Local do corpo

Frente	Verso
Esquerda	Direita

Severidade									
1	2	3	4	5	6	7	8	9	10

Início	Fim

Duração

Local do corpo

Frente	Verso
Esquerda	Direita

Severidade									
1	2	3	4	5	6	7	8	9	10

Início	Fim

Duração

Local do corpo

Frente	Verso
Esquerda	Direita

Severidade									
1	2	3	4	5	6	7	8	9	10

Energia
☆ ☆ ☆ ☆ ☆

Actividade
☆ ☆ ☆ ☆ ☆

Dormir
☆ ☆ ☆ ☆ ☆

Outros Sintomas	Gatilhos	Medidas de alívio

Comentários

Livro de registo da dor

| Data :- | Sef | Tef | Quf | Quf | Sef | Sab | Dom |

Área de dor

Início	Fim
Duração	

Local do corpo	
Frente	Verso
Esquerda	Direita

Severidade									
1	2	3	4	5	6	7	8	9	10

Início	Fim
Duração	

Local do corpo	
Frente	Verso
Esquerda	Direita

Severidade									
1	2	3	4	5	6	7	8	9	10

Início	Fim
Duração	

Local do corpo	
Frente	Verso
Esquerda	Direita

Severidade									
1	2	3	4	5	6	7	8	9	10

Energia
☆ ☆ ☆ ☆

Actividade
☆ ☆ ☆ ☆

Dormir
☆ ☆ ☆ ☆

Outros Sintomas	Gatilhos	Medidas de alívio

Comentários

Livro de registo da dor

Data :-		Sef	Tef	Quf	Quf	Sef	Sab	Dom

Área de dor

Início	Fim

Duração

Local do corpo

Frente	Verso
Esquerda	Direita

Severidade									
1	2	3	4	5	6	7	8	9	10

Início	Fim

Duração

Local do corpo

Frente	Verso
Esquerda	Direita

Severidade									
1	2	3	4	5	6	7	8	9	10

Início	Fim

Duração

Local do corpo

Frente	Verso
Esquerda	Direita

Severidade									
1	2	3	4	5	6	7	8	9	10

Energia
☆ ☆ ☆ ☆ ☆

Actividade
☆ ☆ ☆ ☆ ☆

Dormir
☆ ☆ ☆ ☆ ☆

Outros Sintomas	Gatilhos	Medidas de alívio

Comentários

Livro de registo da dor

Data :-		Sef	Tef	Quf	Quf	Sef	Sab	Dom

Área de dor

Início	Fim

Duração

Local do corpo

Frente	Verso
Esquerda	Direita

Severidade									
1	2	3	4	5	6	7	8	9	10

Início	Fim

Duração

Local do corpo

Frente	Verso
Esquerda	Direita

Severidade									
1	2	3	4	5	6	7	8	9	10

Início	Fim

Duração

Local do corpo

Frente	Verso
Esquerda	Direita

Severidade									
1	2	3	4	5	6	7	8	9	10

Energia
☆ ☆ ☆ ☆ ☆

Actividade
☆ ☆ ☆ ☆ ☆

Dormir
☆ ☆ ☆ ☆ ☆

Outros Sintomas	Gatilhos	Medidas de alívio

Comentários

Livro de registo da dor

Data :-		Sef	Tef	Quf	Quf	Sef	Sab	Dom

Área de dor

Energia
☆ ☆ ☆ ☆ ☆

Actividade
☆ ☆ ☆ ☆ ☆

Dormir
☆ ☆ ☆ ☆ ☆

Início	Fim

Duração

Local do corpo	
Frente	Verso
Esquerda	Direita

Severidade									
1	2	3	4	5	6	7	8	9	10

Início	Fim

Duração

Local do corpo	
Frente	Verso
Esquerda	Direita

Severidade									
1	2	3	4	5	6	7	8	9	10

Início	Fim

Duração

Local do corpo	
Frente	Verso
Esquerda	Direita

Severidade									
1	2	3	4	5	6	7	8	9	10

Outros Sintomas	Gatilhos	Medidas de alívio

Comentários

Livro de registo da dor

Data :-		Sef	Tef	Quf	Quf	Sef	Sab	Dom

Área de dor

Início	Fim

Duração

Local do corpo

Frente	Verso
Esquerda	Direita

Severidade									
1	2	3	4	5	6	7	8	9	10

Início	Fim

Duração

Local do corpo

Frente	Verso
Esquerda	Direita

Severidade									
1	2	3	4	5	6	7	8	9	10

Início	Fim

Duração

Local do corpo

Frente	Verso
Esquerda	Direita

Severidade									
1	2	3	4	5	6	7	8	9	10

Energia
☆ ☆ ☆ ☆ ☆

Actividade
☆ ☆ ☆ ☆ ☆

Dormir
☆ ☆ ☆ ☆ ☆

Outros Sintomas	Gatilhos	Medidas de alívio

Comentários

Livro de registo da dor

Data :-	Sef	Tef	Quf	Quf	Sef	Sab	Dom

Área de dor

Início	Fim

Duração

Local do corpo	
Frente	Verso
Esquerda	Direita

Severidade									
1	2	3	4	5	6	7	8	9	10

Início	Fim

Duração

Local do corpo	
Frente	Verso
Esquerda	Direita

Severidade									
1	2	3	4	5	6	7	8	9	10

Energia
☆ ☆ ☆ ☆ ☆

Actividade
☆ ☆ ☆ ☆ ☆

Dormir
☆ ☆ ☆ ☆ ☆

Início	Fim

Duração

Local do corpo	
Frente	Verso
Esquerda	Direita

Severidade									
1	2	3	4	5	6	7	8	9	10

Outros Sintomas	Gatilhos	Medidas de alívio

Comentários

Livro de registo da dor

Data :-	Sef	Tef	Quf	Quf	Sef	Sab	Dom

Área de dor

Início	Fim

Duração

Local do corpo

Frente	Verso
Esquerda	Direita

Severidade									
1	2	3	4	5	6	7	8	9	10

Início	Fim

Duração

Local do corpo

Frente	Verso
Esquerda	Direita

Severidade									
1	2	3	4	5	6	7	8	9	10

Início	Fim

Duração

Local do corpo

Frente	Verso
Esquerda	Direita

Severidade									
1	2	3	4	5	6	7	8	9	10

Energia
☆ ☆ ☆ ☆

Actividade
☆ ☆ ☆ ☆

Dormir
☆ ☆ ☆ ☆

Outros Sintomas	Gatilhos	Medidas de alívio

Comentários

Livro de registo da dor

Data :-		Sef	Tef	Quf	Quf	Sef	Sab	Dom

Área de dor

Início	Fim
Duração	

Local do corpo	
Frente	Verso
Esquerda	Direita

Severidade									
1	2	3	4	5	6	7	8	9	10

Início	Fim
Duração	

Local do corpo	
Frente	Verso
Esquerda	Direita

Severidade									
1	2	3	4	5	6	7	8	9	10

Início	Fim
Duração	

Local do corpo	
Frente	Verso
Esquerda	Direita

Severidade									
1	2	3	4	5	6	7	8	9	10

Energia
☆ ☆ ☆ ☆ ☆

Actividade
☆ ☆ ☆ ☆ ☆

Dormir
☆ ☆ ☆ ☆ ☆

Outros Sintomas	Gatilhos	Medidas de alívio

Comentários

Livro de registo da dor

Data :-		Sef	Tef	Quf	Quf	Sef	Sab	Dom

Área de dor

Início	Fim
Duração	

Local do corpo	
Frente	Verso
Esquerda	Direita

Severidade									
1	2	3	4	5	6	7	8	9	10

Início	Fim
Duração	

Local do corpo	
Frente	Verso
Esquerda	Direita

Severidade									
1	2	3	4	5	6	7	8	9	10

Início	Fim
Duração	

Local do corpo	
Frente	Verso
Esquerda	Direita

Severidade									
1	2	3	4	5	6	7	8	9	10

Energia
☆ ☆ ☆ ☆ ☆

Actividade
☆ ☆ ☆ ☆ ☆

Dormir
☆ ☆ ☆ ☆ ☆

Outros Sintomas	Gatilhos	Medidas de alívio

Comentários

Livro de registo da dor

Data :-		Sef	Tef	Quf	Quf	Sef	Sab	Dom

Área de dor

Início	Fim

Duração

Local do corpo	
Frente	Verso
Esquerda	Direita

Severidade									
1	2	3	4	5	6	7	8	9	10

Início	Fim

Duração

Local do corpo	
Frente	Verso
Esquerda	Direita

Severidade									
1	2	3	4	5	6	7	8	9	10

Energia
☆ ☆ ☆ ☆ ☆

Actividade
☆ ☆ ☆ ☆ ☆

Dormir
☆ ☆ ☆ ☆ ☆

Início	Fim

Duração

Local do corpo	
Frente	Verso
Esquerda	Direita

Severidade									
1	2	3	4	5	6	7	8	9	10

Outros Sintomas	Gatilhos	Medidas de alívio

Comentários

Livro de registo da dor

| Data :- | Sef | Tef | Quf | Quf | Sef | Sab | Dom |

Área de dor

Energia
☆ ☆ ☆ ☆ ☆

Actividade
☆ ☆ ☆ ☆ ☆

Dormir
☆ ☆ ☆ ☆ ☆

Início	Fim

Duração

Local do corpo	
Frente	Verso
Esquerda	Direita

Severidade
| 1 | 2 | 3 | 4 | 5 | 6 | 7 | 8 | 9 | 10 |

Início	Fim

Duração

Local do corpo	
Frente	Verso
Esquerda	Direita

Severidade
| 1 | 2 | 3 | 4 | 5 | 6 | 7 | 8 | 9 | 10 |

Início	Fim

Duração

Local do corpo	
Frente	Verso
Esquerda	Direita

Severidade
| 1 | 2 | 3 | 4 | 5 | 6 | 7 | 8 | 9 | 10 |

Outros Sintomas	Gatilhos	Medidas de alívio

Comentários

Livro de registo da dor

Data :-	Sef	Tef	Quf	Quf	Sef	Sab	Dom

Área de dor

Início	Fim
Duração	

Local do corpo	
Frente	Verso
Esquerda	Direita

Severidade									
1	2	3	4	5	6	7	8	9	10

Início	Fim
Duração	

Local do corpo	
Frente	Verso
Esquerda	Direita

Severidade									
1	2	3	4	5	6	7	8	9	10

Início	Fim
Duração	

Local do corpo	
Frente	Verso
Esquerda	Direita

Severidade									
1	2	3	4	5	6	7	8	9	10

Energia
☆ ☆ ☆ ☆ ☆

Actividade
☆ ☆ ☆ ☆ ☆

Dormir
☆ ☆ ☆ ☆ ☆

Outros Sintomas	Gatilhos	Medidas de alívio

Comentários

Livro de registo da dor

Data :-		Sef	Tef	Quf	Quf	Sef	Sab	Dom

Área de dor

Início	Fim
Duração	

Local do corpo	
Frente	Verso
Esquerda	Direita

Severidade										
1	2	3	4	5	6	7	8	9	10	

Início	Fim
Duração	

Local do corpo	
Frente	Verso
Esquerda	Direita

Severidade										
1	2	3	4	5	6	7	8	9	10	

Início	Fim
Duração	

Local do corpo	
Frente	Verso
Esquerda	Direita

Severidade										
1	2	3	4	5	6	7	8	9	10	

Energia
☆ ☆ ☆ ☆

Actividade
☆ ☆ ☆ ☆

Dormir
☆ ☆ ☆ ☆

Outros Sintomas	Gatilhos	Medidas de alívio

Comentários

Livro de registo da dor

Data :-		Sef	Tef	Quf	Quf	Sef	Sab	Dom

Área de dor

Início	Fim		Local do corpo	
Duração			Frente	Verso
			Esquerda	Direita

Severidade									
1	2	3	4	5	6	7	8	9	10

Início	Fim		Local do corpo	
Duração			Frente	Verso
			Esquerda	Direita

Severidade									
1	2	3	4	5	6	7	8	9	10

Início	Fim		Local do corpo	
Duração			Frente	Verso
			Esquerda	Direita

Severidade									
1	2	3	4	5	6	7	8	9	10

Energia
☆ ☆ ☆ ☆ ☆

Actividade
☆ ☆ ☆ ☆ ☆

Dormir
☆ ☆ ☆ ☆ ☆

Outros Sintomas	Gatilhos	Medidas de alívio

Comentários

Livro de registo da dor

Data :-		Sef	Tef	Quf	Quf	Sef	Sab	Dom

Área de dor

Início | Fim
Duração

Local do corpo
| Frente | Verso |
| Esquerda | Direita |

Severidade
| 1 | 2 | 3 | 4 | 5 | 6 | 7 | 8 | 9 | 10 |

Início | Fim
Duração

Local do corpo
| Frente | Verso |
| Esquerda | Direita |

Severidade
| 1 | 2 | 3 | 4 | 5 | 6 | 7 | 8 | 9 | 10 |

Início | Fim
Duração

Local do corpo
| Frente | Verso |
| Esquerda | Direita |

Severidade
| 1 | 2 | 3 | 4 | 5 | 6 | 7 | 8 | 9 | 10 |

Energia
☆ ☆ ☆ ☆ ☆

Actividade
☆ ☆ ☆ ☆ ☆

Dormir
☆ ☆ ☆ ☆ ☆

Outros Sintomas	Gatilhos	Medidas de alívio

Comentários

Livro de registo da dor

Data :-	Sef	Tef	Quf	Quf	Sef	Sab	Dom

Área de dor

Início	Fim	Local do corpo	
Duração		Frente	Verso
		Esquerda	Direita

Severidade									
1	2	3	4	5	6	7	8	9	10

Início	Fim	Local do corpo	
Duração		Frente	Verso
		Esquerda	Direita

Severidade									
1	2	3	4	5	6	7	8	9	10

Início	Fim	Local do corpo	
Duração		Frente	Verso
		Esquerda	Direita

Severidade									
1	2	3	4	5	6	7	8	9	10

Energia
☆ ☆ ☆ ☆ ☆

Actividade
☆ ☆ ☆ ☆ ☆

Dormir
☆ ☆ ☆ ☆ ☆

Outros Sintomas	Gatilhos	Medidas de alívio

Comentários

Livro de registo da dor

Data :-		Sef	Tef	Quf	Quf	Sef	Sab	Dom

Área de dor

Início	Fim	Local do corpo	
Duração		Frente	Verso
		Esquerda	Direita

Severidade									
1	2	3	4	5	6	7	8	9	10

Início	Fim	Local do corpo	
Duração		Frente	Verso
		Esquerda	Direita

Severidade									
1	2	3	4	5	6	7	8	9	10

Início	Fim	Local do corpo	
Duração		Frente	Verso
		Esquerda	Direita

Severidade									
1	2	3	4	5	6	7	8	9	10

Energia
☆ ☆ ☆ ☆ ☆

Actividade
☆ ☆ ☆ ☆ ☆

Dormir
☆ ☆ ☆ ☆ ☆

Outros Sintomas	Gatilhos	Medidas de alívio

Comentários

Livro de registo da dor

Data :-	Sef	Tef	Quf	Quf	Sef	Sab	Dom

Área de dor

Início	Fim

Duração

Local do corpo

Frente	Verso
Esquerda	Direita

Severidade									
1	2	3	4	5	6	7	8	9	10

Início	Fim

Duração

Local do corpo

Frente	Verso
Esquerda	Direita

Severidade									
1	2	3	4	5	6	7	8	9	10

Energia
☆ ☆ ☆ ☆ ☆

Actividade
☆ ☆ ☆ ☆ ☆

Dormir
☆ ☆ ☆ ☆ ☆

Início	Fim

Duração

Local do corpo

Frente	Verso
Esquerda	Direita

Severidade									
1	2	3	4	5	6	7	8	9	10

Outros Sintomas	Gatilhos	Medidas de alívio

Comentários

Livro de registo da dor

Data :-		Sef	Tef	Quf	Quf	Sef	Sab	Dom

Área de dor

Início	Fim

Duração

Local do corpo

Frente	Verso
Esquerda	Direita

Severidade									
1	2	3	4	5	6	7	8	9	10

Início	Fim

Duração

Local do corpo

Frente	Verso
Esquerda	Direita

Severidade									
1	2	3	4	5	6	7	8	9	10

Início	Fim

Duração

Local do corpo

Frente	Verso
Esquerda	Direita

Severidade									
1	2	3	4	5	6	7	8	9	10

Energia
☆ ☆ ☆ ☆ ☆

Actividade
☆ ☆ ☆ ☆ ☆

Dormir
☆ ☆ ☆ ☆ ☆

Outros Sintomas	Gatilhos	Medidas de alívio

Comentários

Livro de registo da dor

| Data :- | Sef | Tef | Quf | Quf | Sef | Sab | Dom |

Área de dor

Início	Fim	Local do corpo	
Duração		Frente	Verso
		Esquerda	Direita

Severidade									
1	2	3	4	5	6	7	8	9	10

Início	Fim	Local do corpo	
Duração		Frente	Verso
		Esquerda	Direita

Severidade									
1	2	3	4	5	6	7	8	9	10

Início	Fim	Local do corpo	
Duração		Frente	Verso
		Esquerda	Direita

Severidade									
1	2	3	4	5	6	7	8	9	10

Energia
☆ ☆ ☆ ☆ ☆

Actividade
☆ ☆ ☆ ☆ ☆

Dormir
☆ ☆ ☆ ☆ ☆

Outros Sintomas	Gatilhos	Medidas de alívio

Comentários

Livro de registo da dor

Data :-		Sef	Tef	Quf	Quf	Sef	Sab	Dom

Área de dor

Início	Fim
Duração	

Local do corpo	
Frente	Verso
Esquerda	Direita

Severidade									
1	2	3	4	5	6	7	8	9	10

Início	Fim
Duração	

Local do corpo	
Frente	Verso
Esquerda	Direita

Severidade									
1	2	3	4	5	6	7	8	9	10

Início	Fim
Duração	

Local do corpo	
Frente	Verso
Esquerda	Direita

Severidade									
1	2	3	4	5	6	7	8	9	10

Energia
☆ ☆ ☆ ☆ ☆

Actividade
☆ ☆ ☆ ☆ ☆

Dormir
☆ ☆ ☆ ☆ ☆

Outros Sintomas	Gatilhos	Medidas de alívio

Comentários

Livro de registo da dor

Data :-		Sef	Tef	Quf	Quf	Sef	Sab	Dom

Área de dor

Início	Fim
Duração	

Local do corpo	
Frente	Verso
Esquerda	Direita

Severidade										
1	2	3	4	5	6	7	8	9	10

Início	Fim
Duração	

Local do corpo	
Frente	Verso
Esquerda	Direita

Severidade										
1	2	3	4	5	6	7	8	9	10

Início	Fim
Duração	

Local do corpo	
Frente	Verso
Esquerda	Direita

Severidade										
1	2	3	4	5	6	7	8	9	10

Energia
☆ ☆ ☆ ☆ ☆

Actividade
☆ ☆ ☆ ☆ ☆

Dormir
☆ ☆ ☆ ☆ ☆

Outros Sintomas	Gatilhos	Medidas de alívio

Comentários

Livro de registo da dor

Data :-		Sef	Tef	Quf	Quf	Sef	Sab	Dom

Área de dor

Entrada 1

Início	Fim
Duração	

Local do corpo	
Frente	Verso
Esquerda	Direita

Severidade										
1	2	3	4	5	6	7	8	9	10

Entrada 2

Início	Fim
Duração	

Local do corpo	
Frente	Verso
Esquerda	Direita

Severidade										
1	2	3	4	5	6	7	8	9	10

Entrada 3

Início	Fim
Duração	

Local do corpo	
Frente	Verso
Esquerda	Direita

Severidade										
1	2	3	4	5	6	7	8	9	10

Energia
☆ ☆ ☆ ☆ ☆

Actividade
☆ ☆ ☆ ☆ ☆

Dormir
☆ ☆ ☆ ☆ ☆

Outros Sintomas	Gatilhos	Medidas de alívio

Comentários

Livro de registo da dor

Data :-		Sef	Tef	Quf	Quf	Sef	Sab	Dom

Área de dor

Início	Fim	Local do corpo	
Duração		Frente	Verso
		Esquerda	Direita

Severidade									
1	2	3	4	5	6	7	8	9	10

Início	Fim	Local do corpo	
Duração		Frente	Verso
		Esquerda	Direita

Severidade									
1	2	3	4	5	6	7	8	9	10

Início	Fim	Local do corpo	
Duração		Frente	Verso
		Esquerda	Direita

Severidade									
1	2	3	4	5	6	7	8	9	10

Energia
☆ ☆ ☆ ☆ ☆

Actividade
☆ ☆ ☆ ☆ ☆

Dormir
☆ ☆ ☆ ☆ ☆

Outros Sintomas	Gatilhos	Medidas de alívio

Comentários

Livro de registo da dor

Data :-		Sef	Tef	Quf	Quf	Sef	Sab	Dom

Área de dor

Início	Fim	Local do corpo	
Duração		Frente	Verso
		Esquerda	Direita

Severidade									
1	2	3	4	5	6	7	8	9	10

Início	Fim	Local do corpo	
Duração		Frente	Verso
		Esquerda	Direita

Severidade									
1	2	3	4	5	6	7	8	9	10

Início	Fim	Local do corpo	
Duração		Frente	Verso
		Esquerda	Direita

Severidade									
1	2	3	4	5	6	7	8	9	10

Energia
☆ ☆ ☆ ☆

Actividade
☆ ☆ ☆ ☆

Dormir
☆ ☆ ☆ ☆ ☆

Outros Sintomas	Gatilhos	Medidas de alívio

Comentários

Livro de registo da dor

Data :-		Sef	Tef	Quf	Quf	Sef	Sab	Dom

Área de dor

Início	Fim
Duração	

Local do corpo	
Frente	Verso
Esquerda	Direita

Severidade									
1	2	3	4	5	6	7	8	9	10

Início	Fim
Duração	

Local do corpo	
Frente	Verso
Esquerda	Direita

Severidade									
1	2	3	4	5	6	7	8	9	10

Início	Fim
Duração	

Local do corpo	
Frente	Verso
Esquerda	Direita

Severidade									
1	2	3	4	5	6	7	8	9	10

Energia
☆ ☆ ☆ ☆ ☆

Actividade
☆ ☆ ☆ ☆ ☆

Dormir
☆ ☆ ☆ ☆ ☆

Outros Sintomas	Gatilhos	Medidas de alívio

Comentários

Livro de registo da dor

Data :-		Sef	Tef	Quf	Quf	Sef	Sab	Dom

Área de dor

Entrada 1

Início	Fim

Duração

Local do corpo

Frente	Verso
Esquerda	Direita

Severidade									
1	2	3	4	5	6	7	8	9	10

Entrada 2

Início	Fim

Duração

Local do corpo

Frente	Verso
Esquerda	Direita

Severidade									
1	2	3	4	5	6	7	8	9	10

Entrada 3

Início	Fim

Duração

Local do corpo

Frente	Verso
Esquerda	Direita

Severidade									
1	2	3	4	5	6	7	8	9	10

Energia
☆ ☆ ☆ ☆ ☆

Actividade
☆ ☆ ☆ ☆ ☆

Dormir
☆ ☆ ☆ ☆ ☆

Outros Sintomas	Gatilhos	Medidas de alívio

Comentários

Livro de registo da dor

Data :-		Sef	Tef	Quf	Quf	Sef	Sab	Dom

Área de dor

Início	Fim

Duração

Local do corpo

Frente	Verso
Esquerda	Direita

Severidade									
1	2	3	4	5	6	7	8	9	10

Início	Fim

Duração

Local do corpo

Frente	Verso
Esquerda	Direita

Severidade									
1	2	3	4	5	6	7	8	9	10

Início	Fim

Duração

Local do corpo

Frente	Verso
Esquerda	Direita

Severidade									
1	2	3	4	5	6	7	8	9	10

Energia
☆ ☆ ☆ ☆ ☆

Actividade
☆ ☆ ☆ ☆ ☆

Dormir
☆ ☆ ☆ ☆ ☆

Outros Sintomas	Gatilhos	Medidas de alívio

Comentários

Livro de registo da dor

Data :-		Sef	Tef	Quf	Quf	Sef	Sab	Dom

Área de dor

Início	Fim		Local do corpo	
Duração			Frente	Verso
			Esquerda	Direita

Severidade									
1	2	3	4	5	6	7	8	9	10

Início	Fim		Local do corpo	
Duração			Frente	Verso
			Esquerda	Direita

Severidade									
1	2	3	4	5	6	7	8	9	10

Início	Fim		Local do corpo	
Duração			Frente	Verso
			Esquerda	Direita

Severidade									
1	2	3	4	5	6	7	8	9	10

Energia
☆ ☆ ☆ ☆ ☆

Actividade
☆ ☆ ☆ ☆ ☆

Dormir
☆ ☆ ☆ ☆ ☆

Outros Sintomas	Gatilhos	Medidas de alívio

Comentários

Livro de registo da dor

Data :-	Sef	Tef	Quf	Quf	Sef	Sab	Dom

Área de dor

Início	Fim

Duração

Local do corpo

Frente	Verso
Esquerda	Direita

Severidade									
1	2	3	4	5	6	7	8	9	10

Início	Fim

Duração

Local do corpo

Frente	Verso
Esquerda	Direita

Severidade									
1	2	3	4	5	6	7	8	9	10

Energia
☆ ☆ ☆ ☆ ☆

Actividade
☆ ☆ ☆ ☆ ☆

Dormir
☆ ☆ ☆ ☆ ☆

Início	Fim

Duração

Local do corpo

Frente	Verso
Esquerda	Direita

Severidade									
1	2	3	4	5	6	7	8	9	10

Outros Sintomas	Gatilhos	Medidas de alívio

Comentários

Livro de registo da dor

Data :-		Sef	Tef	Quf	Quf	Sef	Sab	Dom

Área de dor

Início	Fim

Duração

Local do corpo

Frente	Verso
Esquerda	Direita

Severidade									
1	2	3	4	5	6	7	8	9	10

Início	Fim

Duração

Local do corpo

Frente	Verso
Esquerda	Direita

Severidade									
1	2	3	4	5	6	7	8	9	10

Início	Fim

Duração

Local do corpo

Frente	Verso
Esquerda	Direita

Severidade									
1	2	3	4	5	6	7	8	9	10

Energia
☆ ☆ ☆ ☆ ☆

Actividade
☆ ☆ ☆ ☆ ☆

Dormir
☆ ☆ ☆ ☆ ☆

Outros Sintomas	Gatilhos	Medidas de alívio

Comentários

Livro de registo da dor

Data :-		Sef	Tef	Quf	Quf	Sef	Sab	Dom

Área de dor

Início	Fim

Duração

Local do corpo	
Frente	Verso
Esquerda	Direita

Severidade									
1	2	3	4	5	6	7	8	9	10

Início	Fim

Duração

Local do corpo	
Frente	Verso
Esquerda	Direita

Severidade									
1	2	3	4	5	6	7	8	9	10

Início	Fim

Duração

Local do corpo	
Frente	Verso
Esquerda	Direita

Severidade									
1	2	3	4	5	6	7	8	9	10

Energia
☆ ☆ ☆ ☆ ☆

Actividade
☆ ☆ ☆ ☆ ☆

Dormir
☆ ☆ ☆ ☆ ☆

Outros Sintomas	Gatilhos	Medidas de alívio

Comentários

Livro de registo da dor

Data :-		Sef	Tef	Quf	Quf	Sef	Sab	Dom

Área de dor

Início	Fim

Duração

Local do corpo

Frente	Verso
Esquerda	Direita

Severidade									
1	2	3	4	5	6	7	8	9	10

Início	Fim

Duração

Local do corpo

Frente	Verso
Esquerda	Direita

Severidade									
1	2	3	4	5	6	7	8	9	10

Início	Fim

Duração

Local do corpo

Frente	Verso
Esquerda	Direita

Severidade									
1	2	3	4	5	6	7	8	9	10

Energia
☆ ☆ ☆ ☆

Actividade
☆ ☆ ☆ ☆

Dormir
☆ ☆ ☆ ☆

Outros Sintomas	Gatilhos	Medidas de alívio

Comentários

Livro de registo da dor

Data :-		Sef	Tef	Quf	Quf	Sef	Sab	Dom

Área de dor

Início	Fim
Duração	

Local do corpo	
Frente	Verso
Esquerda	Direita

Severidade									
1	2	3	4	5	6	7	8	9	10

Início	Fim
Duração	

Local do corpo	
Frente	Verso
Esquerda	Direita

Severidade									
1	2	3	4	5	6	7	8	9	10

Início	Fim
Duração	

Local do corpo	
Frente	Verso
Esquerda	Direita

Severidade									
1	2	3	4	5	6	7	8	9	10

Energia
☆ ☆ ☆ ☆ ☆

Actividade
☆ ☆ ☆ ☆ ☆

Dormir
☆ ☆ ☆ ☆ ☆

Outros Sintomas	Gatilhos	Medidas de alívio

Comentários

Livro de registo da dor

Data :-		Sef	Tef	Quf	Quf	Sef	Sab	Dom

Área de dor

Início | Fim
Duração

Local do corpo
| Frente | Verso |
| Esquerda | Direita |

Severidade
| 1 | 2 | 3 | 4 | 5 | 6 | 7 | 8 | 9 | 10 |

Início | Fim
Duração

Local do corpo
| Frente | Verso |
| Esquerda | Direita |

Severidade
| 1 | 2 | 3 | 4 | 5 | 6 | 7 | 8 | 9 | 10 |

Início | Fim
Duração

Local do corpo
| Frente | Verso |
| Esquerda | Direita |

Severidade
| 1 | 2 | 3 | 4 | 5 | 6 | 7 | 8 | 9 | 10 |

Energia
☆ ☆ ☆ ☆ ☆

Actividade
☆ ☆ ☆ ☆ ☆

Dormir
☆ ☆ ☆ ☆ ☆

Outros Sintomas	Gatilhos	Medidas de alívio

Comentários

Livro de registo da dor

Data :-		Sef	Tef	Quf	Quf	Sef	Sab	Dom

Área de dor

Início	Fim
Duração	

Local do corpo	
Frente	Verso
Esquerda	Direita

Severidade									
1	2	3	4	5	6	7	8	9	10

Início	Fim
Duração	

Local do corpo	
Frente	Verso
Esquerda	Direita

Severidade									
1	2	3	4	5	6	7	8	9	10

Início	Fim
Duração	

Local do corpo	
Frente	Verso
Esquerda	Direita

Severidade									
1	2	3	4	5	6	7	8	9	10

Energia
☆ ☆ ☆ ☆ ☆

Actividade
☆ ☆ ☆ ☆ ☆

Dormir
☆ ☆ ☆ ☆ ☆

Outros Sintomas	Gatilhos	Medidas de alívio

Comentários

Livro de registo da dor

| Data :- | | Sef | Tef | Quf | Quf | Sef | Sab | Dom |

Área de dor

Início	Fim
Duração	

Local do corpo	
Frente	Verso
Esquerda	Direita

Severidade									
1	2	3	4	5	6	7	8	9	10

Início	Fim
Duração	

Local do corpo	
Frente	Verso
Esquerda	Direita

Severidade									
1	2	3	4	5	6	7	8	9	10

Início	Fim
Duração	

Local do corpo	
Frente	Verso
Esquerda	Direita

Severidade									
1	2	3	4	5	6	7	8	9	10

Energia
☆ ☆ ☆ ☆ ☆

Actividade
☆ ☆ ☆ ☆ ☆

Dormir
☆ ☆ ☆ ☆ ☆

Outros Sintomas	Gatilhos	Medidas de alívio

Comentários

Livro de registo da dor

Data :-		Sef	Tef	Quf	Quf	Sef	Sab	Dom

Área de dor

Início	Fim
Duração	

Local do corpo	
Frente	Verso
Esquerda	Direita

Severidade									
1	2	3	4	5	6	7	8	9	10

Início	Fim
Duração	

Local do corpo	
Frente	Verso
Esquerda	Direita

Severidade									
1	2	3	4	5	6	7	8	9	10

Energia
☆ ☆ ☆ ☆ ☆

Actividade
☆ ☆ ☆ ☆ ☆

Dormir
☆ ☆ ☆ ☆ ☆

Início	Fim
Duração	

Local do corpo	
Frente	Verso
Esquerda	Direita

Severidade									
1	2	3	4	5	6	7	8	9	10

Outros Sintomas	Gatilhos	Medidas de alívio

Comentários

Livro de registo da dor

Data :-		Sef	Tef	Quf	Quf	Sef	Sab	Dom

Área de dor

Início / Fim
Duração
Local do corpo
Frente | Verso
Esquerda | Direita

Severidade
| 1 | 2 | 3 | 4 | 5 | 6 | 7 | 8 | 9 | 10 |

Início / Fim
Duração
Local do corpo
Frente | Verso
Esquerda | Direita

Severidade
| 1 | 2 | 3 | 4 | 5 | 6 | 7 | 8 | 9 | 10 |

Início / Fim
Duração
Local do corpo
Frente | Verso
Esquerda | Direita

Severidade
| 1 | 2 | 3 | 4 | 5 | 6 | 7 | 8 | 9 | 10 |

Energia
☆ ☆ ☆ ☆ ☆

Actividade
☆ ☆ ☆ ☆ ☆

Dormir
☆ ☆ ☆ ☆ ☆

Outros Sintomas	Gatilhos	Medidas de alívio

Comentários

Livro de registo da dor

Data :-		Sef	Tef	Quf	Quf	Sef	Sab	Dom

Área de dor

Início	Fim
Duração	

Local do corpo	
Frente	Verso
Esquerda	Direita

Severidade										
1	2	3	4	5	6	7	8	9	10	

Início	Fim
Duração	

Local do corpo	
Frente	Verso
Esquerda	Direita

Severidade										
1	2	3	4	5	6	7	8	9	10	

Início	Fim
Duração	

Local do corpo	
Frente	Verso
Esquerda	Direita

Severidade										
1	2	3	4	5	6	7	8	9	10	

Energia
☆ ☆ ☆ ☆ ☆

Actividade
☆ ☆ ☆ ☆ ☆

Dormir
☆ ☆ ☆ ☆ ☆

Outros Sintomas	Gatilhos	Medidas de alívio

Comentários

www.ingramcontent.com/pod-product-compliance
Lightning Source LLC
LaVergne TN
LVHW011959070526
838202LV00054B/4969